이름 말하기

경험을 말해보세요.

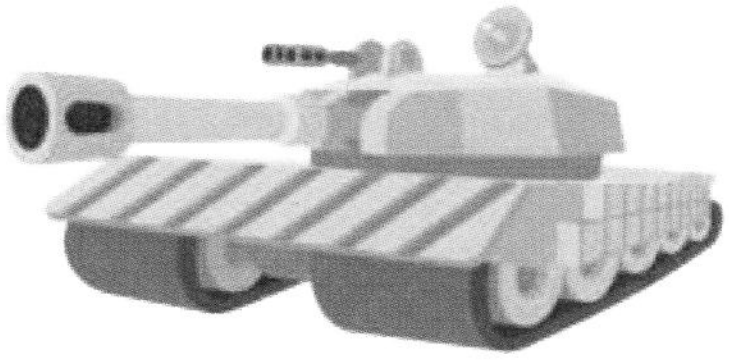

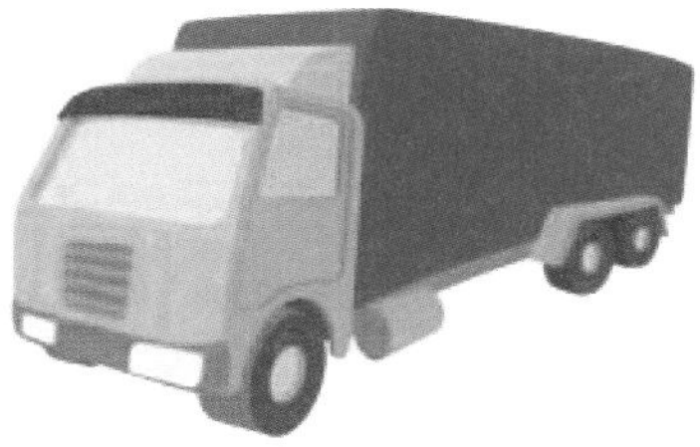

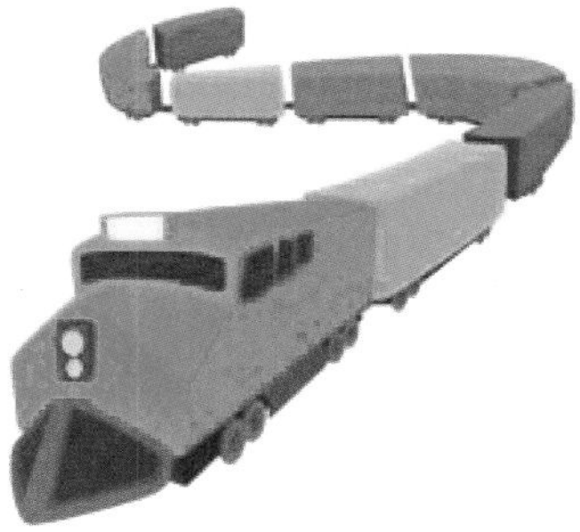

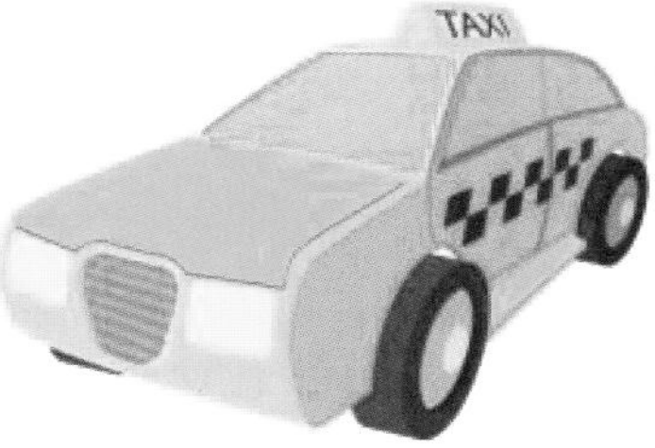

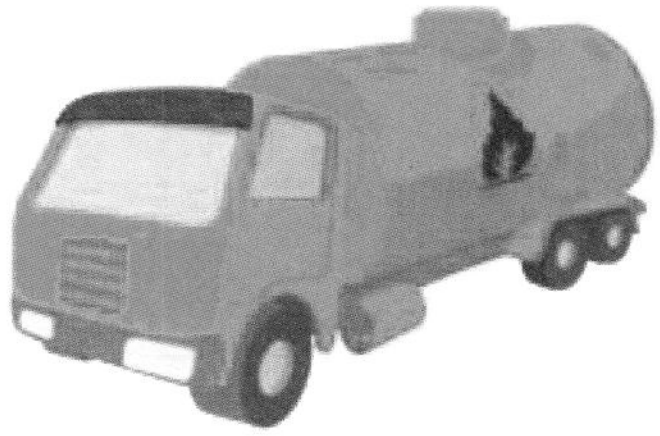

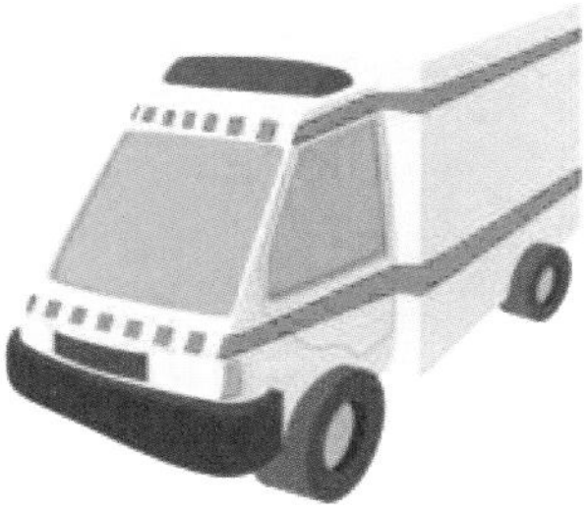

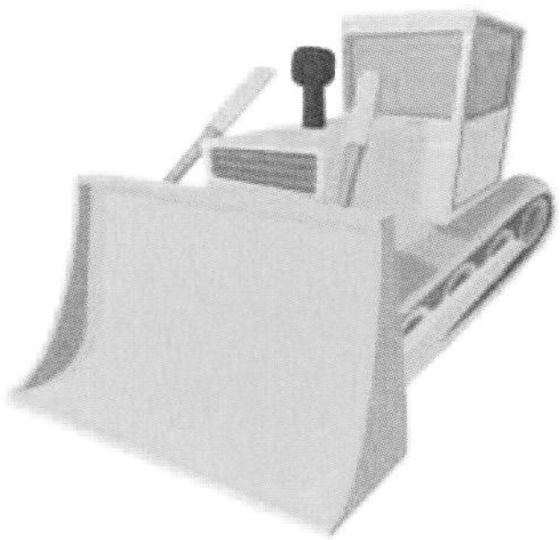

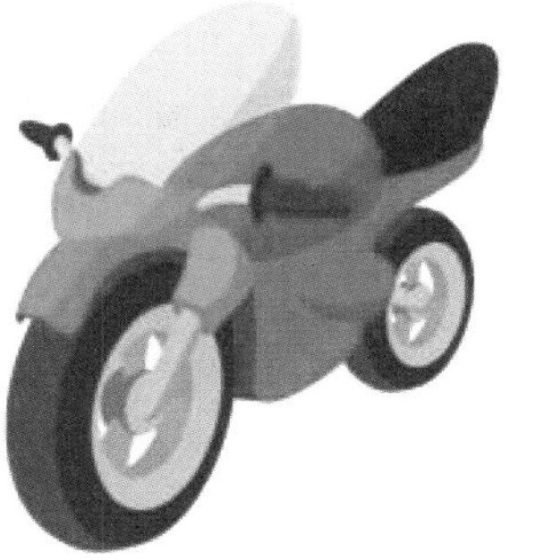

같은 모양찾기

모양이 같은 것을 찾아보세요.

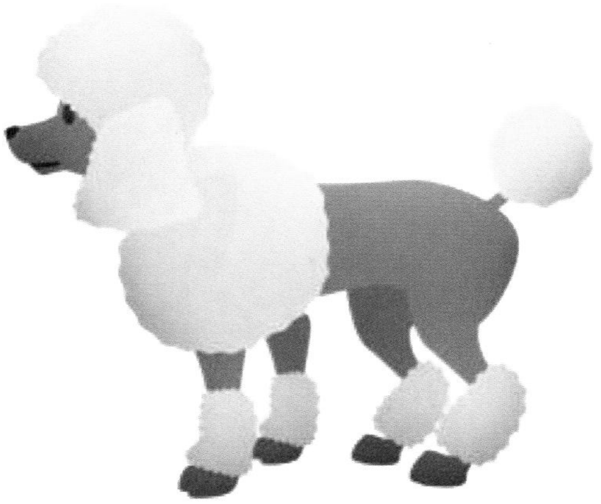

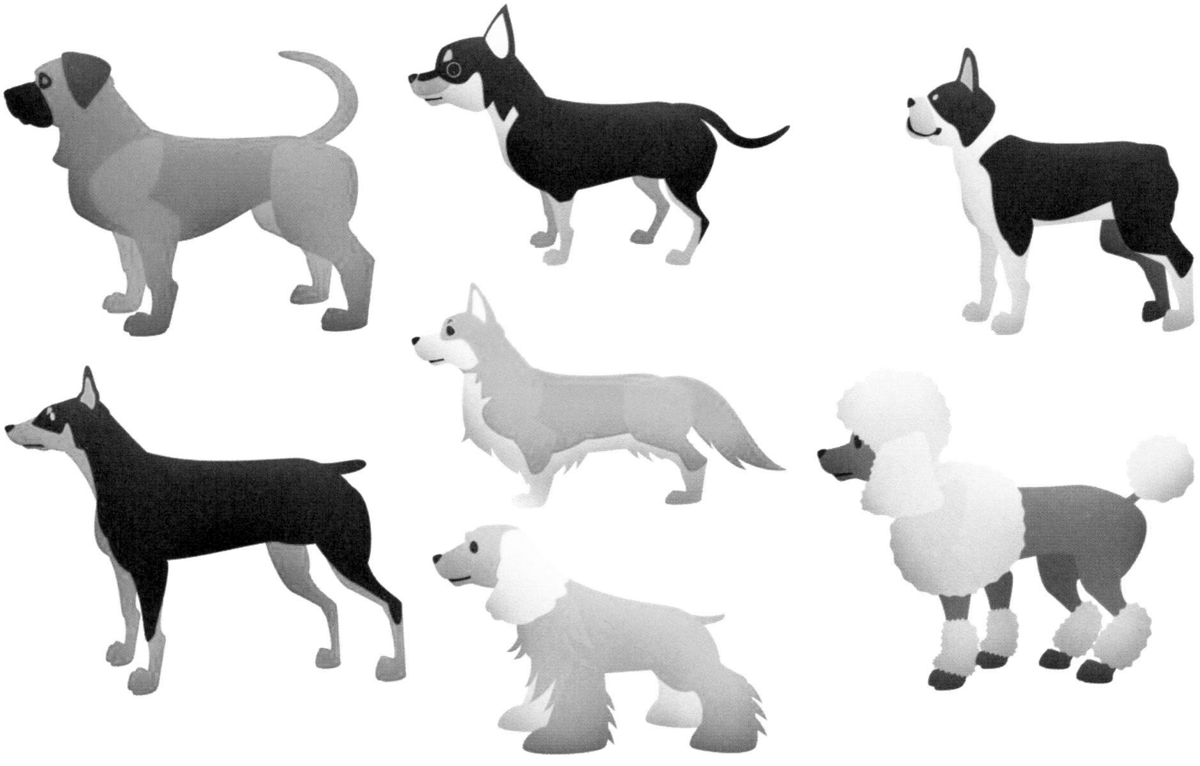

꽃잎 세어보기

꽃잎은 몇 장인가요?

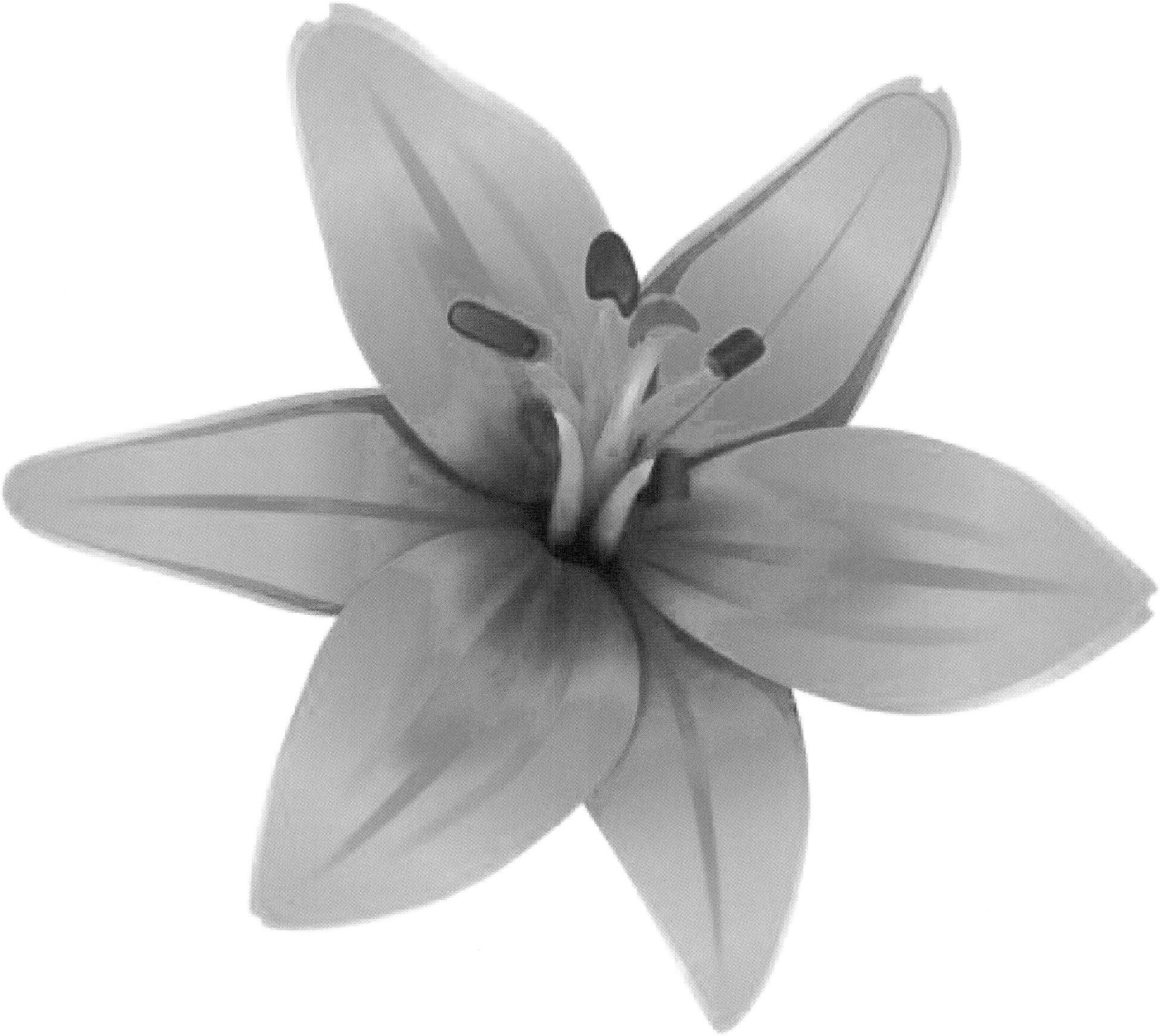

색칠하기

마음에 드는 색으로 색칠해보세요.

미로찾기

고양이가 쥐를 찾아가게 해보세요.

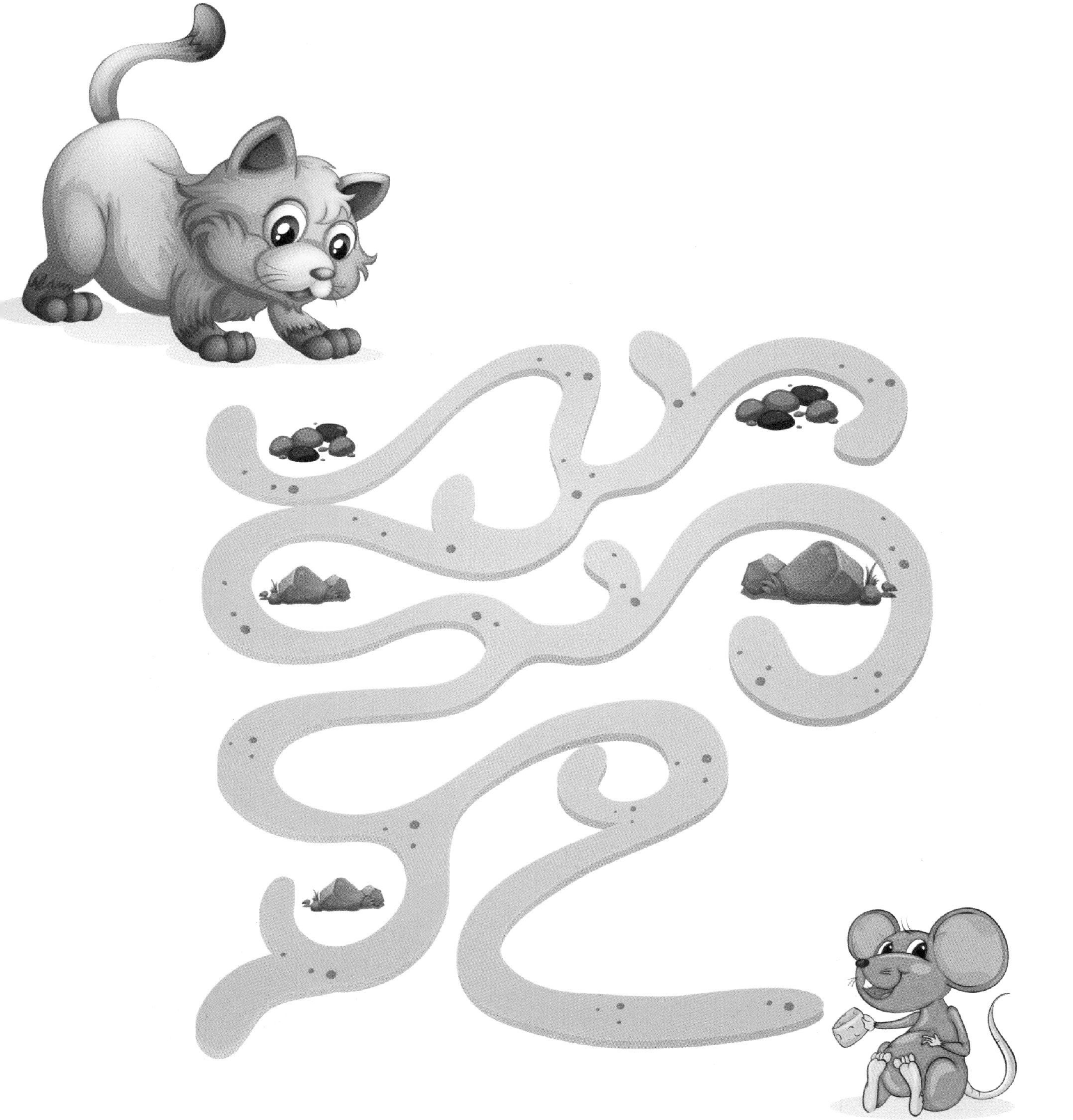

그림자 찾기

같은 그림자를 찾아보세요.

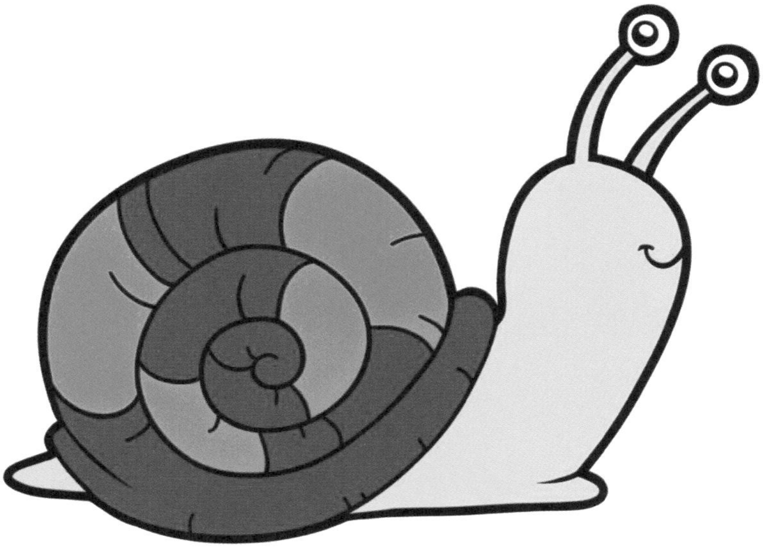

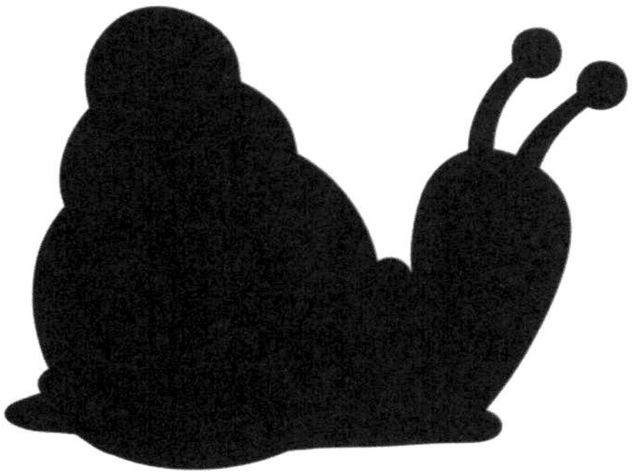

1

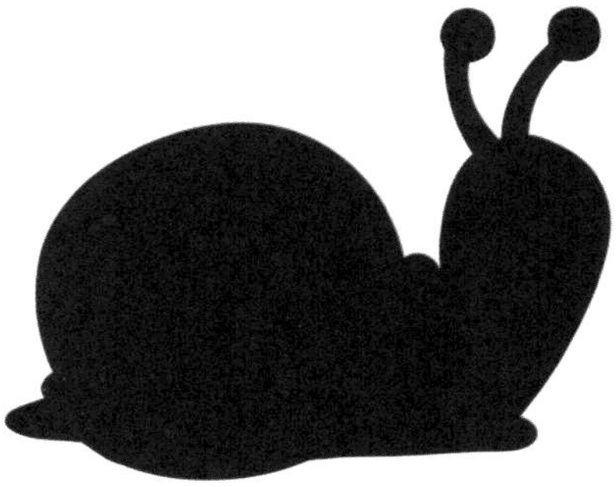

2

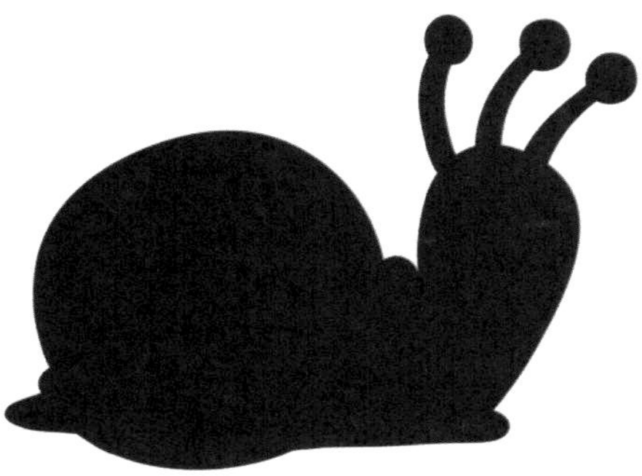

3

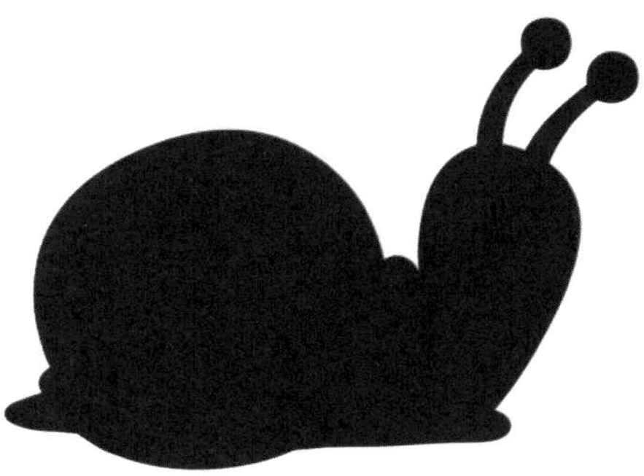

4

다른 그림 찾기

다른 그림 3곳을 찾아보세요.

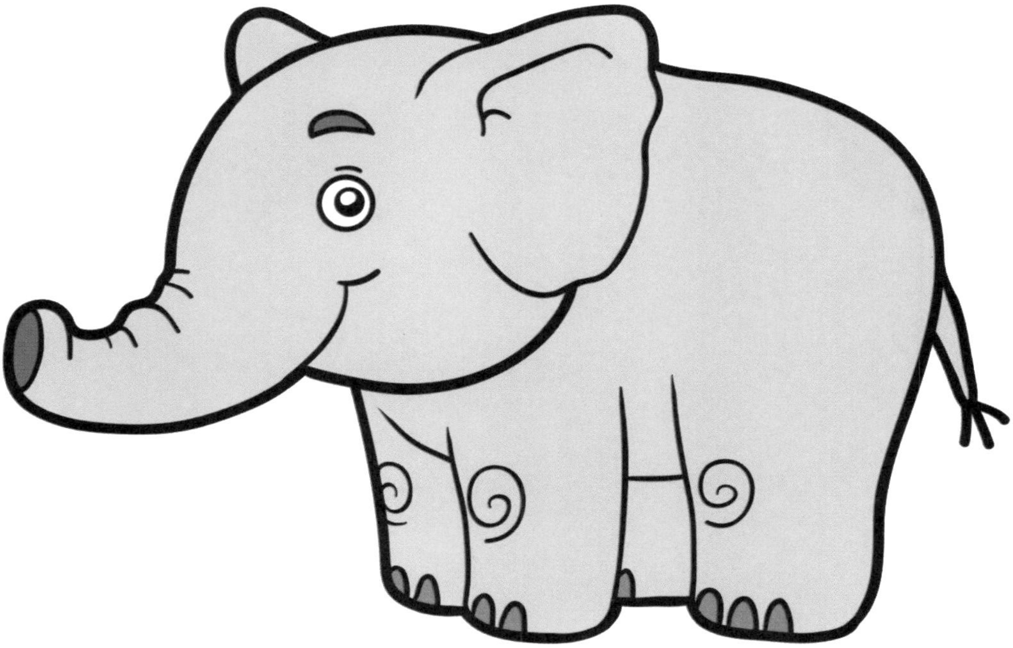

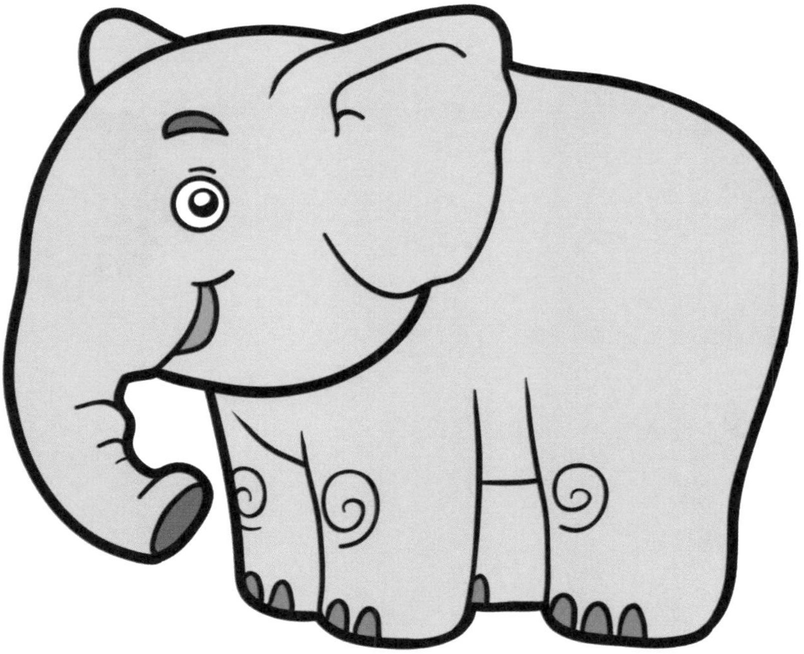

같은 그림 연결하기

같은 그림을 찾아 연결해보세요.

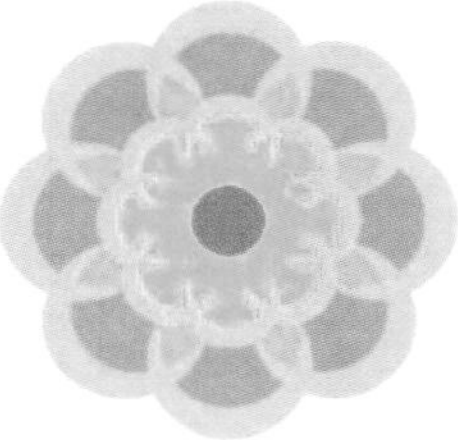

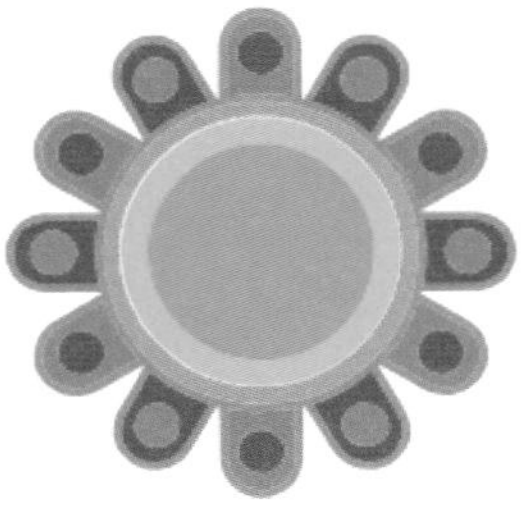

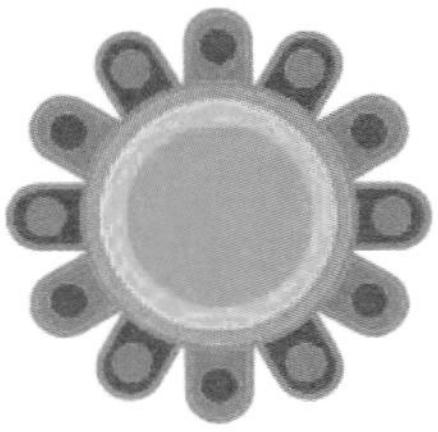

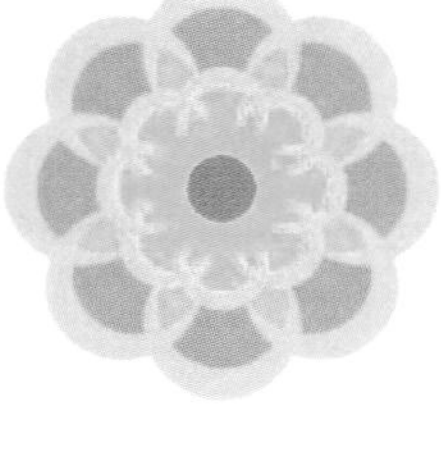